BEI GRIN MACHT SICH IHR WISSEN BEZAHLT

AF173418

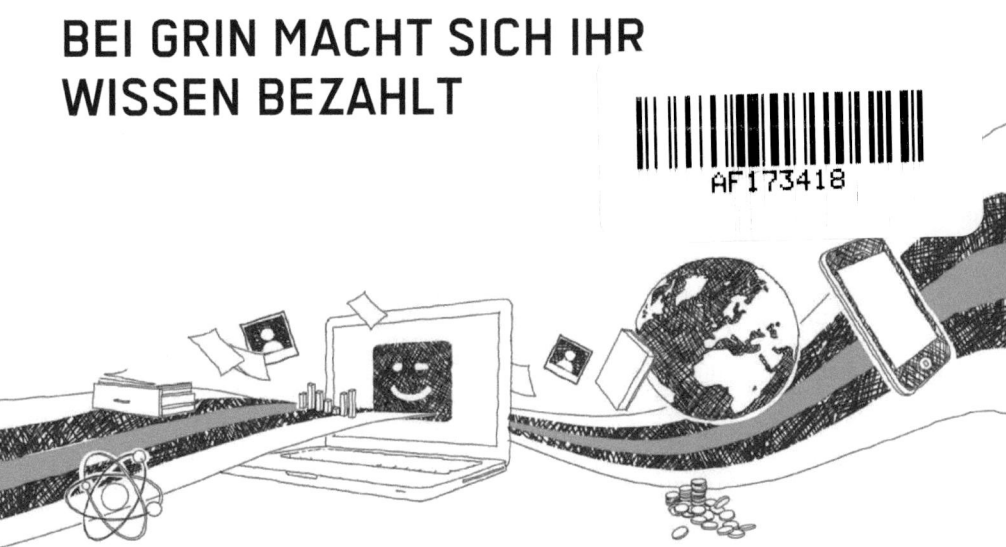

- Wir veröffentlichen Ihre Hausarbeit,
  Bachelor- und Masterarbeit

- Ihr eigenes eBook und Buch -
  weltweit in allen wichtigen Shops

- Verdienen Sie an jedem Verkauf

Jetzt bei www.GRIN.com hochladen
und kostenlos publizieren

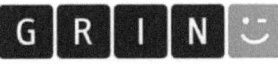

Bibliografische Information der Deutschen Nationalbibliothek:

Die Deutsche Bibliothek verzeichnet diese Publikation in der Deutschen National-
bibliografie; detaillierte bibliografische Daten sind im Internet über http://dnb.d-
nb.de/ abrufbar.

Impressum:

Copyright © 2009 GRIN Verlag, Open Publishing GmbH
Druck und Bindung: Books on Demand GmbH, Norderstedt Germany
ISBN: 9783640567850

Dieses Buch bei GRIN:

http://www.grin.com/de/e-book/146613/facility-management-im-deutschen-kran-
kenhauswesen

Philipp F. Preßmann

Facility Management im deutschen Krankenhauswesen

Hintergründe, Rahmenbedingungen und Ansätze zum Outsourcing von Unternehmensaufgaben

GRIN Verlag

GRIN - Your knowledge has value

Der GRIN Verlag publiziert seit 1998 wissenschaftliche Arbeiten von Studenten, Hochschullehrern und anderen Akademikern als eBook und gedrucktes Buch. Die Verlagswebsite www.grin.com ist die ideale Plattform zur Veröffentlichung von Hausarbeiten, Abschlussarbeiten, wissenschaftlichen Aufsätzen, Dissertationen und Fachbüchern.

Besuchen Sie uns im Internet:

http://www.grin.com/

http://www.facebook.com/grincom

http://www.twitter.com/grin_com

Universität Bielefeld **Fakultät für Gesundheitswissenschaften**

AG 5: Gesundheitsökonomie und Gesundheitsmanagement

Master of Public Health (MPH)

MPH 26 – Vertiefung Gesundheitsökonomie und Gesundheitsmanagement

Facility Management im deutschen Krankenhauswesen

Hintergründe, Rahmenbedingungen und Ansätze

zum Outsourcing von Unternehmensaufgaben

Hausarbeit

erstellt von

Philipp F. Preßmann

Inhaltsverzeichnis

Abbildungsverzeichnis

---

1 Einleitung

Immobilien stellen in vielen Unternehmen ein wichtiges Betriebsmittel im Wertschöpfungsprozess dar und es besteht daher und durch die betriebswirtschaftliche Bedeutung eine gewisse Unverzichtbarkeit. Einflüsse dieser Betriebsmittel auf Kosten und Nutzen von Unternehmen bedingen wiederum die Erreichung von Unternehmenszielen. Die Bewirtschaftung von Immobilien nimmt also unmittelbaren Einfluss auf die Kostenstruktur und somit auf die Leistungsfähigkeit von Unternehmen. Durch gut organisiertes Facility Management (FM)[1] – die Optimierung von Prozessen zur Immobiliennutzung – kann die Leistungsfähigkeit von Unternehmen aus betriebswirtschaftlicher Sicht also nachhaltig effektiv gesteigert werden. Ein integrativer Ansatz und eine enge Verknüpfung von strategischem und operativem Facility Management gewinnen zunehmend an Bedeutung. Der Stellenwert eines Facility Managements bei der Erreichung der Unternehmensziele wird durch ökonomische Überlegungen unterstrichen, wie der folgende Text zeigen wird. Im Krankenhauswesen bestimmen Kosten-, Leistungs- und Wettbewerbsdruck das Tagesgeschehen, sodass die Effizienzsteigerungspotenziale bei den unterstützenden Leistungsbereichen bzw. Nebendiensten genutzt werden müssen. Dies ist in Deutschland leider nur eingeschränkt der Fall – Krankenhäuser konzentrieren sich in der Hauptsache auf ihre Primärleistungen, d. h. medizinische und pflegerische Versorgung der Patienten.

Vorliegende Arbeit hat den Anspruch einen Überblick zu dem umfangreichen Gebiet des Facility Managements zu geben. Geklärt werden u. a. die Fragen, was FM überhaupt ist, warum es durchgeführt wird, wer zuständig ist, welche Strategien sich anbieten, wie FM organisiert wird und wie die Situation im Krankenhauswesen aussieht. Dazu werden zunächst die Begrifflichkeiten des Facility Managements und Gebäudemanagements definiert und voneinander abgegrenzt. Grundsätze, Aufgaben, Ziele und Prozesse werden des Weiteren beschrieben und offen gelegt (Kapitel 2). Anschließend wird eine Beziehung zum Krankenhauswesen hergestellt und mit Hilfe von Facility Management- und Gebäudemanagementfunktionen werden Ansatzpunkte und Strategien herausgearbeitet. Die Auslagerung bzw. Ausgliederung von Unternehmensbereichen ist eine Möglichkeit der Verschlankung von Unternehmensstrukturen und wird daher auf das Krankenhauswesen bezogen andiskutiert (Kapitel 3). Die Arbeit schließt mit einer Zusammenfassung sowie einem Fazit.

---

[1] In den folgenden Ausführungen wird entweder der Begriff „Facility Management" ausgeschrieben verwendet oder kurz als „FM" abgekürzt, sofern es der Leserlichkeit dienlich ist.

2 Rahmenbedingungen der Gebäudebewirtschaftung und Grundlagen des Facility Managements

2.1 Zur Begriffsbestimmung

Unter dem Begriff Facility Management versteht man zunächst die Verwaltung und Bewirtschaftung von Gebäuden, Anlagen und Einrichtungen.[2] Das Wort leitet sich aus den englischen Wortbestandteilen „facility"/„facilities", d. h. Einrichtungen bzw. Anlagen und dem Managementbegriff (hier als Handhabung, Verwaltung, Leitung, Führung verstanden) her (vgl. Frosch et al. 2001, 158 ff.). Gemeint ist damit die professionelle Abwicklung von Sekundärprozessen. Darunter werden Prozesse verstanden, die nicht unmittelbar in das Kerngeschäft einer Organisation (primäre Dienste) fallen. Für die Begrifflichkeit des Facility Managements gibt es eine Reihe von Definitionen, was die Unklarheit dieses Fachterminus der Immobilienwirtschaft zum Ausdruck bringt. Nach dem Deutschen Institut für Normung (DIN) ist FM definiert als „Integration von Prozessen innerhalb einer Organisation zur Erbringung und Entwicklung der vereinbarten Leistungen, welche zur Unterstützung und Verbesserung der Effektivität der Hauptaktivitäten der Organisation dienen" (vgl. Deutsches Institut für Normung 2007, 5ff. und Gondring/Wagner 2007, 16). Diese Beschreibung, bei der der Fokus auf den Facilities und auf dem Nutzer liegt, erscheint etwas weit gefasst und lässt sich durch die Definitionen der German Facility Management Association (GEFMA), der International Facility Management Association (IFMA) und der Arbeitsgemeinschaft Instandhaltung und Gebäudetechnik (AIG) im Verein Deutscher Maschinen- und Anlagenbau (VDMA) genauer zuschneiden. Sinngemäß geht es hier um einen Analyse- und Optimierungsprozess von Facilities (Funktion und Kosten) unter Berücksichtigung von Arbeitsplatzbedürfnissen, der das Kerngeschäft einer Organisation unterstützt und auf den gesamten Lebenszyklus – von der Planung und dem Bau bis zum Abriss – abzielt (vgl. Braun 2007b, 2; GEFMA 2004, 3; Gondring/Wagner 2007, 16 f.; Heinz 2008, 22).

Teilweise synonym zu Facility Management werden die Begriffe Objektmanagement und/oder Gebäudemanagement gebraucht (vgl. Clausdorff 2000, 1150). Für den in Deutschland weiter verbreiteten Begriff des Gebäudemanagements (GM) gibt das Deutsche Institut für Normung ebenfalls eine Definition: Gebäudemanagement umfasst „alle[...] Leistungen zum Betreiben und Bewirtschaften von Gebäuden einschließlich

---

[2] Gebäude, Anlagen und Einrichtungen sind Bestandteil des betriebswirtschaftlichen Rechnungswesens, also des aus Buchhaltersicht titulierten Anlagevermögens. Ebenso darunter lassen sich Grundstücke, Maschinen, sonstige Versorgungseinrichtungen und Liegenschaften subsumieren, d. h. Wirtschaftsgüter, die längerfristig von Betrieben eingesetzt werden.

der baulichen und technischen Anlagen", die mit strategischer Konzeption, Organisation und Kontrolle in den drei Leistungsbereichen Technisches GM, Infrastrukturelles GM und Kaufmännisches GM (vgl. Abschnitt 3.2) und deren Schnittstellen erbracht werden (vgl. Deutsches Institut für Normung 2000, 1; Gondring/Wagner 2007, 17, 19 ff.). Eine trennscharfe und einheitliche Abgrenzung von Facility Management und Gebäudemanagement kann in der verwendeten Literatur nicht identifiziert werden. Braun (2007b, 2) deklariert Gebäudemanagement – neben Projektentwicklung/-management, Planung/Ausführung und Vermarktung – als Kernaufgabe des Facility Managements. Wogegen Zahn (2007) in Gebäudemanagement die handwerklichen Kompetenzen beim Betreiben, Optimieren, Verwalten und Instandhalten sieht und Facility Management eher auf die Expertenebene fokussiert (Beraten, Entwickeln, Planen), d. h. letzteres ist strukturell als strategisches FM zu definieren und Gebäudemanagement dem operativen FM gleichzusetzen.

Aus betriebswirtschaftlicher Sicht bedeutet Facility Management zusammengefasst die Bewirtschaftung von Anlagevermögen und den zur Leistungserstellung benötigten und eingesetzten Sachmitteln. Ebenso geht es aber auch um unternehmensinterne Dienste und Prozesse, die mit den Sekundärprozessen in Verbindung stehen.

2.2 Organisation und Prozess

Facility Management ist als strategische Komponente des Corporate Real Estate Management (CREM) zu verstehen und als ein Bestandteil dessen in ein Gesamtkonzept eingebettet. CREM wird auch als Unternehmensgrundbesitz-Management bezeichnet und umfasst die erfolgsorientierte Verwaltung und Vermarktung von betrieblichen Immobilien (engl. corporate real estates) durch zielorientierte Bündelung von verschiedenen Instrumenten. Facility Management ist ebenso Bestandteil des CREM wie Informationsmanagement, Flächenmanagement (optimale Nutzung von vorhandenen Flächen[3]) und Gebäudemanagement (bauliche Betreuung von Immobilien). Das FM ist in Abgrenzung zum Gebäudemanagement also ein Sammelbegriff für die integrative und umfassende Bewirtschaftung und Betreuung von Immobilien (vgl. Braun 2007d, 152 f.; Gondring/Wagner 2007, 23 ff.).

Facility Management hat aber auch eine zeitliche Komponente: es umfasst nicht ausschließlich Prozesse, die mit dem Betrieb und der Bewirtschaftung in Verbindung stehen, sondern setzt bereits viel früher an. Dazu gehört bereits der Planungsprozess von

---

[3] Dazu gehören Selbstnutzung, Vermietung, Verkauf, Abriss, Neubau, Flächenerweiterung, Flächenreduzierung, uvm.

Gebäuden, den Bau jener, die erfolgsorientierte Verwaltung und Vermarktung, die Prozesssicherstellung, deren ständige Optimierung, u. a. auch durch Kontrollmaßnahmen (vgl. Karger 2000, 1138). Die Betrachtung von Immobilien gleicht also nicht nur einer Momentaufnahme, sondern sie unterzieht sich einer Lebenszyklusbetrachtung. Diese Sichtweise ergibt sich notwendigerweise aus der langen Herstellungs- und Lebensdauer von Gebäuden, den hohen Investitionskosten und der Problematik retrospektiv eine (bauliche) Veränderung herbeizuführen. Die Relevanz für FM ergibt sich aus den Kosten, die im „Leben" einer Immobilie anfallen: In einem angenommenen Lebenszyklus von 50 Jahren entfallen weniger als 5 Prozent der Lebenszykluskosten auf die Planung und Herstellung. Für die Zeit nach der Inbetriebnahme rechnet man im Umkehrschluss damit, dass Kosten von über 95 Prozent für die Bewirtschaftung entstehen, die bei der Erstellung allerdings in prospektiver Planung der Betriebskosten berücksichtigt werden müssen. Folglich ist die Konzeptionierung von Neubauten bereits auf den späteren Betrieb abzustimmen (vgl. Gudat 1998).

Abbildung 1: Darstellung des Lebenszyklus einer Immobilie als Gesamtprozess

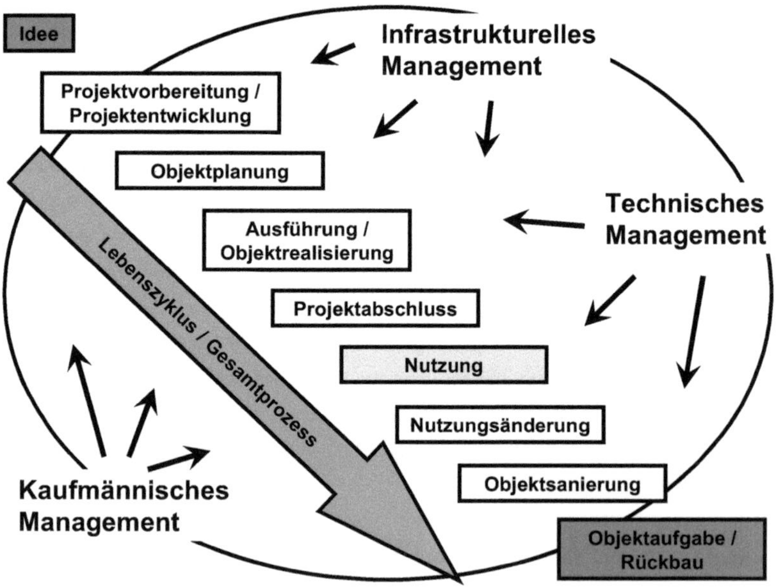

Quelle: Eigene Darstellung auf der Grundlage von Clausdorff 2000, 1148 und Gondring/Wagner 2007, 217.

Ein Ansatz, der auf die Berechnung und Berücksichtigung der Lebenszykluskosten zielt, ist der Life-Cycle-Costs-Ansatz (LCCA), bei dem modellhaft die einzelnen Phasen des Lebenszyklus dargestellt werden, um prospektiv standardisierte und allgemeingültige Prozesse entwickeln zu können (vgl. Gondring/Wagner 2007, 211 ff.). Nach Clausdorff (2000, 1148) lassen sich acht Stufen in einem Stufenmodell als Gesamtprozess einer ganzheitlichen Betrachtung des Immobilienmanagements darstellen. Abbildung 1 zeigt den Lebenszyklus beginnend mit der Idee über den Planungs- und Entwicklungsprozess zur Inbetriebnahme, Instandsetzung, Modernisierung bis zur Objektaufgabe durch Abriss oder Veräußerung (vgl. ebd., 1148 ff. und Gondring/Wagner 2007, 217 f.). Die Aufgaben, die sich aus dem vorgenannten Lebenszyklus ergeben, lassen sich manchmal gar nicht so einfach umreißen. Grundsätzliche Voraussetzung für Facility Management ist die zeitnahe Bereitstellung von Informationen und Daten, die für Entscheidungsträger und deren Planungen essentiell sind. Die eigentliche Schwierigkeit ergibt sich aber nicht aus der Gewinnung der Informationen, sondern wie man mit Ihnen umgeht und wie man die richtige Strategie entwickelt, die wichtigen von den unwichtigen zu unterscheiden und einzusetzen. Viele Unternehmen benutzen für den Zweck der Zusammenführung und Bündelung von Informationen an einer zentralen Stelle EDV-Programme (vgl. Braun 2007d, 147 ff.). Die Datengrundlage lässt sich im Sinne des betriebswirtschaftlichen Controllings nutzen. Durch dieses Monitoring können Unternehmen die sekundären Prozesse besser steuern und/oder zeitnah nachsteuern bzw. optimieren. Schnelle und zielorientierte Entscheidungsabläufe sind ebenso Voraussetzung für die Ressourcenbündelung und Kosteneinsparungen im Unternehmen, wie kurze, entbürokratisierte Kommunikationswege.

Resümierend lässt sich festhalten, dass die Planung die Folgekosten von Immobilien bestimmt, woraus sich per se die Notwendigkeit für Facility Management ableiten lässt. Optimierungspotentiale bei der Gebäudebewirtschaftung ergeben sich aus den Funktionsbereichen der Sekundärprozesse (Technisches, Infrastrukturelles und Kaufmännisches Gebäudemanagement).

2.3 Berufsbild Facility-Manager

Die Umsetzung von Facility Management im Unternehmen kann nur durch gut ausgebildete Fachleute erfolgen, die deutlich über der operativen Ebene agieren, also auch leitende Funktionen im strategischen Management erfüllen. Dies ergibt sich aus den teilweise komplexen Anforderungen, die die Aufgabenstellungen mit sich bringen, aber auch aus der immensen Verantwortung. Aus-, Fort- und Weiterbildungen rund um das FM werden in großer Anzahl angeboten. Jedoch gibt es keinen Ausbildungsweg zum Thema Facility Management im Krankenhaus, der allerdings erforderlich ist, da sich das Aufgabengebiet eines Facility Managers im Gesundheitswesen von einem allgemeinen Facility Manager unterscheidet. Medizinische Kenntnisse und die Kenntnisse der speziellen Funktionsabläufe im Krankenhaus sind dabei Grundvoraussetzung (vgl. Clausdorff 2000, 1150 ff.; GEFMA/RealFM 2007; Internationales Institut für Facility Management Oberhausen 2000, 1146 f.).

3 Facility Management im Krankenhauswesen

3.1 Die Notwendigkeit von FM im Krankenhaus

Speziell im Krankenhauswesen lassen sich primäre und sekundäre Prozesse bei den einzelnen Krankenhäusern relativ unkompliziert unterscheiden. Facility Management bedeutet hier, im Sinne von sekundären Prozessen, die Abwicklung von Hilfsprozessen bei der eigentlichen Leistungserstellung. Das Haupt- oder Kerngeschäft – also die Abwicklung des Krankenhausbetriebes mit der Versorgung der Patienten – bleibt davon größtenteils unberührt.

Im deutschen Gesundheitswesen stellen die Krankenhäuser den Kernbereich der medizinischen Versorgungsaktivitäten dar und fungieren als wesentlicher Bestandteil der sozialen Struktur. In 2006 existierten in Deutschland insgesamt 2.104 Krankenhäuser (vgl. GBE-Bund 2007). Durch den steigenden Kostendruck und Rationierungsvorgaben seitens der Politik bewegen sich die Krankenhäuser in einem Spannungsfeld zwischen Wirtschaftlichkeit, Kundenzufriedenheit und Integrationsversorgung. Die Krankenhausbetreiber reagieren darauf in erster Linie mit reinem Kostenmanagement, d. h. primär kommt es zu Einsparungen beim Personal. Um längerfristig effektiv und effizient wirtschaften zu können, reichen Personalkürzungen aber keineswegs aus, ziehen diese doch erhebliche Einbußen bei der Qualität der angebotenen Dienstleistungen nach sich. Die Lösung liegt in einer schlankeren Struktur- und Prozessgestaltung, d. h. verbesserte Strukturen und ganzheitliches prozessorientiertes Management tragen als wesentliche Ansatzpunkte zum Einsparpotenzial bei. Die Qualität der Dienstleistung aus dem Kerngeschäft – der Versorgung und Behandlung der Patienten – bleibt nahezu unberührt, wenn Maßnahmen bei den sekundären Prozessen ansetzen. Die sekundären Leistungen – auch als Nebendienste bezeichnet – tragen durch ein modernes Facility Management zu wesentlichen Kosteneinsparungen in der Krankenhauswirtschaft bei. Es geht dabei in der Hauptsache um die optimale Nutzung der betrieblichen Infrastruktur.

3.2 Die Struktur des Gebäudemanagements im Krankenhaus

Die strukturelle Trennung der Kernkompetenzen von der Immobilienwirtschaft wird notwendig, um Kosten konsequent zu senken und die Wirtschaftlichkeit eines Unternehmens zu erhöhen. Dadurch lassen sich drei verschiedene Unterstützungsleistungen bzw. Aufgaben und Teilprozesse im Sinne des Prozessmodells unterscheiden (vgl. Kapitel 2.2)[4]. Erstens, das technische Gebäudemanagement, zweitens das infrastrukturelle Gebäudemanagement und drittens das verwaltungstechnische bzw. kaufmännische Gebäudemanagement, die in den folgenden Kapiteln kurz dargestellt werden (vgl. Clausdorff 2000, 1150; Sudhop 2000, 1155). Die drei Teilprozesse verstehen sich als operatives Facility Management – also Gebäudemanagement – und setzen zeitlich meist erst während der Nutzungsphase des Gebäudes ein. Optimalerweise werden sie aber bereits während der Entstehung des Gebäudes berücksichtigt (Facility Management-gerechte Bauplanung). Setzen die Teilfunktionen ganzheitlich, also auch während der Planungs-, Errichtungs- und Verwertungsphase ein, spricht man nicht mehr von Gebäudemanagement und dessen Funktionen, sondern von Facility Management (vgl. Braun 2007, 20). Der Lesbarkeit und Übersichtlichkeit halber wird hier nur von Gebäudemanagement gesprochen. Welche Bandbreite Facility Management im Krankenhaus umfassen kann und in welche Teilfunktionen es sich gliedert wird in Abbildung 2 aufgezeigt.

Arbeitsorganisatorisch hat Facility Management bei den Krankenhausträgern noch keine eigens dafür eingerichtete Stelle inne. Die Aufgaben und Verantwortungen werden von verschiedenen Bereichen und Abteilungen getragen, sodass nur Einzelaufgaben und Segmente eines Ganzen für den Einzelnen sichtbar werden. Gewonnene Informationen können also nicht an einem einzigen Punkt zusammenlaufen und daher nur ausschnitthaft bewertet werden, ohne ein generalistisches Kennzahlensystem zur Verfügung zu haben. Sinnvollerweise sollte FM in Unabhängigkeit von der Organisationshierarchie als Stabsstelle eingerichtet und relativ dicht bei den Entscheidungsträgern angesiedelt werden. Somit würde eine unabhängige Kontrollinstanz geschaffen, die die Führungsinstanzen entlastet und darüber hinaus dem Ansatz des Holismus genüge trägt. Sie fungiert unabhängig und ermöglicht auf diese Weise eine konzeptionelle,

---

[4] Die Einteilung bzw. Dreiteilung findet in Anlehnung an die German Facility Management Association (GEFMA) statt. Es existieren auch andere Unterteilungen, die bspw. das Flächenmanagement nicht unter dem infrastrukturellen Gebäudemanagement subsumieren, sondern gesondert betrachten, usw. (vgl. Braun 2007b, 19 ff.; Zahn 2007, 77).

strategische Arbeit ohne Rücksicht auf eingefahrene Organisationsabläufe und - strukturen (vgl. Braun 2007d, 149 ff.). Gondring und Wagner (2007, 278 f.) empfehlen

Abbildung 2: Bereiche und Funktionen des Facility Management im Krankenhaus

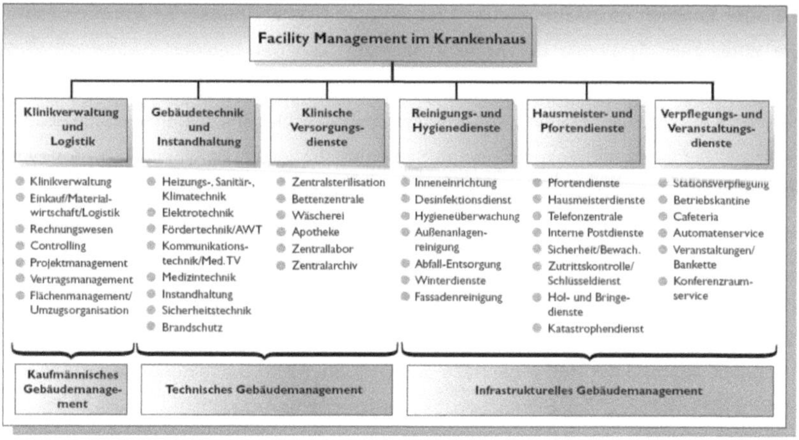

Quelle: Rühle/Amelung 2000, 487.

die Einführung von FM im Unternehmen durch Projektplanung zu organisieren. Die Autoren schlagen vor, ein Projektteam mit einer Projektleitung und einem Projektpaten im Unternehmen zu etablieren, um im Anschluss die Regelung der Aufgabenerfüllung innerhalb der Aufbauorganisation zu erarbeiten (vgl. ebd., 282 ff.).

3.2.1 Technisches Gebäudemanagement

Technisches Gebäudemanagement beschreibt alle Prozesse und Maßnahmen, die sich auf die störungsfreie und kostengünstige Inbetriebnahme und Betreibung technischer Anlagen bzw. Systeme beziehen. Hierzu zählen beispielsweise die Energieversorgung, Heizungs-, Lüftungs- und Klimaanlagen sowie, rein auf den Krankenhaussektor bezogen, die Medizintechnik, welche Labor-, Röntgen- und weitere technische Anlagen einschließt. Ebenso lassen sich Transportdienste und sonstige technische Versorgungsleistungen subsumieren. Die Einzelbereiche des technischen GM lassen sich nochmals in zahlreiche Einzelleistungen aufsplitten. Im Krankenhauswesen ist meist ein Technischer Leiter für den Bereich verantwortlich. Ihm sind in der Regel, je nach Größe und Anzahl der zu betreuenden Anlagen, Hausmeister unterstellt, die die Dienste ausführen. In den Abteilungen, in denen medizintechnische Anlagen zum Einsatz kommen, findet eine Betreuung durch die Mitarbeiter statt (z. B. RöntgenassistentInnen in der Röntgenabteilung, usw.) bzw. wird von externen Unternehmen im Rahmen des Kundendienstes übernommen (vgl. Braun 2007, 19 ff.; Clausdorff 2000, 1150 und Zahn 2007, 78). Durch technisches Gebäudemanagement allein bei der Energieversorgung können Investitions- und Betriebskosten nachhaltig gesenkt werden. Diese Maßnahmen werden in der Praxis der Facility Management-Aktivitäten der Krankenhäuser viel zu häufig außer Acht gelassen, obwohl hiervon ein immenses Einsparpotenzial ausgeht, bei dem Investitionen in den eigentlichen Kernbetrieb der Häuser fließen könnten (vgl. Schwan 2000).

3.2.2 Infrastrukturelles Gebäudemanagement

Infrastrukturelles Gebäudemanagement umfasst (nach GEFMA-Definition) u. a. das Flächenmanagement und somit den gesamten Unterbau des Objektmanagements. Ebenfalls hinzu gerechnet werden die Abwicklung der Reinigungsdienste, der Wäscherei, Betrieb von Küche und Kantine, Abfallentsorgung, Reparaturen, Pflege der Außenanlagen (Sicherstellung des Winterdiensts, Pflege und Wartung des Patientengartens), Sicherheitsdienste und die in- sowie externe Logistik (Transporte, Hol- und Bringdienste für Patienten). Eine weitere wichtige Komponente sind die Datenverarbeitungsdienste, da im Krankenhaus ein Netzwerk von computergestützten Systemen zum Einsatz kommt. Neben der Verwaltung und Dokumentationszwecken der medizinischen Fachabteilungen dienenden elektronischen Datenerfassungsdiensten, kommt den Diensten gerade in den technischen bzw. diagnostischen Funktionsbereichen (bspw. Radiologie, Endoskopie oder Sonographie) eine erhebliche Relevanz zu. Reine Bürodienste wie die Einrichtung und Unterhaltung von Telefondiensten und/oder eines Call-Centers, die Empfangsdienste sowie Kopier- und Postdienste gehören ebenso zum infrastrukturellen Gebäudemanagement (vgl. Braun 2007, 19 ff.; Clausdorff 2000, 1150 und Zahn 2007, 78 f.).

3.2.3 Kaufmännisches Gebäudemanagement

Kaufmännisches Gebäudemanagement – auch als verwaltungstechnisches Gebäudemanagement bezeichnet – umfasst die Objektbuchhaltung zu der die Erfassung aller Bestands- und Vertragsdaten in der Klinikverwaltung gezählt werden können. Die Abrechnung der Kapitalkosten gehört ebenso dazu wie Mieten, Abschreibungen, Steuern, Versicherungen und sonstige Betriebs- und Nebenkosten. Eine Kosten- und Leistungsrechnung wird vom betrieblichen Rechnungswesen des Krankenhauses durchgeführt.

Gewinn- und Verlustrechnung werden ebenso buchhalterisch erfasst und dokumentiert, wie die Bilanz per se mit allen dazugehörigen Geschäftsfällen der jeweiligen Abrechnungszeiträume. Es werden Daten produziert, die nicht nur im Rahmen des gesetzlich vorgeschriebenen Berichtswesens genutzt werden sollen, sondern haben diese Informationen vielmehr den Charakter von betrieblichen Kennzahlen, mit denen das Unternehmen seine Zielerreichung messen kann und – sofern notwendig – Prozesse und Strukturen verändern kann (vgl. Braun 2007, 19 ff.; Clausdorff 2000, 1150 und Zahn 2007, 79). Damit ist die Hauptaufgabe des kaufmännischen Gebäudemanagements im Krankenhaus bereits grob umrissen: Die Sicherstellung der Wirtschaftlichkeit des Gebäudebetriebs bei einer Maximierung des Nutzens bzw. einer Minimierung der Kosten (Maximal- und Minimalprinzip im Rahmen des ökonomischen Prinzips). Das Kaufmännische Gebäudemanagement arbeitet dabei mit den Instrumenten Kostenrechnung, Controlling, der gebäudebezogenen Objektbuchhaltung und dem Vertragsmanagement (vgl. Gondring/Wagner 2007, 20 f., 67 f.).

Controlling ist auch im Facility Management ein wichtiger Bestandteil der Unternehmenstätigkeit. Ausgewählte „Gegenstände" und Aufgaben werden vom Controlling mit Hilfe eines Soll-Ist-Vergleichs erfasst, beeinflusst, gesteuert und überwacht, sodass zielgerichtet interveniert werden kann und somit Prozesse optimiert werden können. Die aus dem Controlling gewonnenen Erkenntnisse erfüllen aber nur dann ihre Funktion, wenn sie durch das Berichtswesen aufgearbeitet sind und an die jeweiligen Entscheidungsträger weitergeleitet werden. Dabei werden im Sinne der Balanced Scorecard (BSC) von Kaplan und Norton nicht nur monetäre harte Daten als Kennzahlen zur Rate gezogen, sondern auch strategische Chancen und Risiken als eher weiche Kriterien. Für ein mehrdimensionales Bild werden folgende Perspektiven beleuchtet: die Prozessperspektive der inneren Prozesse, die finanzielle Perspektive, die Kundenperspektive und die Lern-/Entwicklungs- sowie Mitarbeiterperspektive. Modifiziert für die Immobilienwirtschaft werden aus der Prozessperspektive Produkte, aus den Finanzen das Immobilienergebnis, aus der Kundenperspektive die Nutzer und aus der Entwicklungs- und Mitarbeiterperspektive wird sie Umwelt. Eine Übersichtlichkeit ist durch den Mix an harten und weichen Daten gegeben, um die Strategie des Unternehmens in konkrete Ziele uns Maßnahmen umzusetzen und auch für evtl. notwendige Umsteuerung messbar zu machen (vgl. Gondring/Wagner 2007, 112 ff.; Mohrmann 2007, 25 ff.; Zahn 2007, 84 ff.). Für größere Unternehmen, Unternehmenszusammenschlüsse oder Kooperationen erhält die Messbarkeit von Daten und Prozessen einen noch größeren Stellenwert, da für eine Analyse immer Vergleichspunkte benötigt werden. Auf diese Weise ist ein Benchmarking der besten Praxisarbeit („Best Practice") im Zusammenhang mit Produkten, Dienstleistungen, Prozessen und Methoden möglich.

3.3 Facility Management und Outsourcing – Möglichkeiten der Umsetzung

An dieser Stelle soll kurz auf einen Trend in der Krankenhauswirtschaft eingegangen werden: das Outsourcing von Leistungen, die sich nicht auf die Kernaufgaben beziehen, sodass sich Krankenhäuser auf ihr Kerngeschäft konzentrieren und Patientenorientierung sowie optimale Qualität und Service anbieten können. Der Begriff Outsourcing setzt sich aus den Worten „outside ressource using" zusammen, die die Nutzung externer Ressourcen beschreiben. Gemeint ist damit eine Auslagerung und/oder Ausgliederung von Leistungsprozessen und Funktionen der sekundären Ebene. Dabei haben sich neue Modelle der Zusammenarbeit von Krankenhaus und externen Dienstleistern entwickelt und es werden für beide Seiten attraktive Lösungen gesucht. Die Kernprozesse und -kompetenzen von Krankenhäusern im Bereich der medizinischen und pflegerischen Versorgung lassen sich sinnvoll mit den sekundären Prozessen verknüpfen, wobei die sekundären Prozesse insoweit autonom sind, dass sie vom eigentlichen Krankenhausbetrieb entkoppelt und für sich alleine betrachtet werden können. Sie besitzen per se Autonomie und Unabhängigkeit vom Kernbetrieb, die sie in die Lage versetzt ausgegliedert bzw. ausgelagert werden zu können (vgl. Braun 2007c, 116 f.).

Steigende Krankenhausausgaben bei begrenzten Finanzmitteln (wie bereits in Kapitel 3.1 ausgeführt) müssen abgefangen werden, ohne die Qualität der Versorgung, der produzierten Dienstleistungen in Frage zu stellen. Der Vorteil der Auslagerung besteht daher darin der geschilderten Problematik entgegenzuwirken. Die Auslagerung führt durch den sich ergebenden Wettbewerb für den Zuschlag beim Vergabeverfahren zu einem Wettbewerb um Preis und Qualität. Im jeweiligen Bereich spezialisierte Firmen können die offerierten Dienstleistungen durch Erfahrungen kostengünstiger erbringen und anbieten. Als Krankenhausträger muss man allerdings den Rahmen setzen – bspw. die Stärke der Zusammenarbeit, um die Ausgestaltung nachhaltig beeinflussen zu können. Ebenfalls muss eine genaue Berechnung erfolgen, ob ein Outsourcing auch tatsächlich rentabel ist oder die Leistung auch selbst relativ kostengünstig oder sogar günstiger erbracht werden kann („make-or-buy") (vgl. Hartinger/Lang 2001, 110 ff.; Renner 2001, 75 ff., 81 ff.). Das Benchmarking von Teilbereichen in Krankenhäusern gestaltet sich allgemein als schwierig (vgl. Abel et al. 2006, 134).

Als potenzielle Outsourcingbereiche kommen im Krankenhaus die Labordiagnostik, Nuklearmedizin, Radiologie, Zentralsterilisation und -desinfektion, der Küchenbereich, die Hausapotheke, die (Müll-)Entsorgung, der Reinigungsdienst, Gärtnerei und Bewirtschaftung der Außenanlagen, die Medizintechnik, interner Transport, Materialverwal-

13

tung und Wäscherei, Personalverwaltung und -abrechnung, Buchhaltung, EDV, aber auch viele weitere Bereiche und Aufgaben in Frage. Die Ausgestaltungsformen der Outsourcing-Aktivitäten können sehr unterschiedlich sein, da die Voraussetzungen auch immer stark variieren können (vgl. Renner et al. 2001, 40 ff.). Die Umsetzung richtet sich nach vielen Gesichtspunkten und eine Entscheidung ist im Einzelfall abzuwägen (vgl. Chadli/Frosch 2001, 170 ff.).

4 Zusammenfassung und Fazit

Die vorliegenden Ausführungen zeigen, dass mit relativ wenig Aufwand Beträge in der Größe des mehrfachen der Herstellungssumme bei der späteren Bewirtschaftung einer Immobilie eingespart werden können. Selbst geringe Prozentpunkte bei der Senkung der Bewirtschaftungskosten durch Facility Management schlagen sich über den Lebenszyklus als erhebliche Einsparungen nieder. Die Devise lautet Rationalisierung statt Rationierung – was bei der heutigen Situation im Krankenhauswesen unbedingt berücksichtigt werden sollte. Ungerechtfertigte Einsparungen bei medizinischem und pflegerischem Personal im Kerngeschäft lassen sich durch geringen Mitteleinsatz für die Bewirtschaftung der Gebäude und Optimierung von arbeits- und ablauforganisatorischen Prozessen kompensieren. Diese Überlegungen sind der Weg, den bestenfalls alle deutschen Krankenhäuser und deren Managementebene gehen müssen. Letztlich geht es um derart hohe Geldmittel, dass sich das Nachdenken über die Einrichtung eines effektiven Facility Management immer lohnt und Effizienz zur Folge hat. Dies impliziert auch eine große Chance für Unternehmen – nicht nur im Gesundheitswesen. Facility Management sollte zeitlich so früh wie möglich einsetzen, um lebenszyklusbezogen die Managementaufgaben und -funktionen auch rechtzeitig umzusetzen und in die Planungen einfließen zu lassen.

Die Optimierung des Betriebes, der Wirtschaftlichkeit und der Nutzung der gesamten Liegenschaften und Einrichtungen sowie die damit verbundenen Prozesse können jedoch nur dann erfolgen, wenn auch die Rahmenbedingungen stimmen. Facility Management erfährt trotz seiner langen Entstehungsgeschichte keine Akzeptanz im deutschen Krankenhauswesen. Was sind die Gründe dafür? Der zunehmende Kostendruck und die Privatisierung von Krankenhäusern werden eine Auseinandersetzung mit der Thematik früher oder später mit sich bringen – so die Hoffnung.

Literaturverzeichnis

Abel J, Diez K, Lennerts K (2006). Facility Management im Krankenhaus. Vom Kostenfaktor zum Wettbewerbsvorteil. Plenumsvortrag der Bundesfachtagung Technik im Krankenhaus. Rastatt.

Braun H-P (Hg.) (2007a). Facility Management. Erfolg in der Immobilienbewirtschaftung. 5., neu bearbeitete Auflage. Berlin/Heidelberg/New York: Springer-Verlag.

Braun H-P (2007b). Kapitel 1: Überblick. In: Braun H-P (Hg.). Facility Management. Erfolg in der Immobilienbewirtschaftung. 5., neu bearbeitete Auflage. Berlin/Heidelberg/New York: Springer-Verlag, 1–23.

Braun H-P (2007c). Kapitel 7: Praxistips zur Einführung von Facility Management. In: Braun H-P (Hg.). Facility Management. Erfolg in der Immobilienbewirtschaftung. 5., neu bearbeitete Auflage. Berlin/Heidelberg/New York: Springer-Verlag, 113–123.

Braun H-P (2007d). Kapitel 9: Ausblick. In: Braun H-P (Hg.). Facility Management. Erfolg in der Immobilienbewirtschaftung. 5., neu bearbeitete Auflage. Berlin/Heidelberg/New York: Springer-Verlag, 141–153.

Chadli S, Frosch E (2001). Facility Management – technische Betriebsführung im Krankenhaus. In: Frosch E, Hartinger G, Renner G (Hg.). Outsourcing und Facility Management im Krankenhaus. Strategien, Entscheidungstechniken, Vorgehensweisen. Mit Fallbeispielen aus der Praxis. Wien/Frankfurt: Wirtschaftsverlag Carl Ueberreuter, 153–183.

Clausdorff L (2000). Von der Projektidee bis zum Abriss. Eine ganzheitliche Betrachtung des Immobilienmanagements. Krankenhaus Umschau 12/2000, 1148–1152.

Deutsches Institut für Normung (DIN) (2000). DIN 32736. Berlin: DIN.

Deutsches Institut für Normung (DIN) (2007). DIN EN 15221-1. Berlin: DIN.

Feyerabend F-K, Grabatin G (Hg.) (2008). Facility Management. Praxisorientierte Einführung und aktuelle Entwicklungen. 4. Auflage. Sternenfels: Verlag Wissenschaft und Praxis.

Frosch E, Hartinger G, Renner G (Hg.) (2001). Outsourcing und Facility Management im Krankenhaus. Strategien, Entscheidungstechniken, Vorgehensweisen. Mit Fallbeispielen aus der Praxis. Wien/Frankfurt: Wirtschaftsverlag Carl Ueberreuter.

German Facility Management Association (GEFMA e.V.) und Association for Real Estate and Facility Managers (RealFM e.V.) (2007). Der Facility Manager – ein vielseitiges Berufsbild. Das Berufsbild des Facility Managers in Deutschland. Bonn/Berlin: GEFMA und RealFM.

German Facility Management Association (GEFMA) (2004). GEFMA-Richtlinie 100-1: Facility Management – Grundlagen. Entwurf 07/2004. Bonn.

Gondring H, Wagner T (2007). Facility Management. Handbuch für Studium und Praxis. München: Verlag Franz Vahlen.

Gudat H (1998). Die Weichen werden früh gestellt. FM-Prinzipien bei Neubauprojekten. Gebäude-Management. Sonderdruck 11/1998.

Hartinger G, Lang B (2001). Vorgehensweise bei Outsourcing-Untersuchungen. In: Frosch E, Hartinger G, Renner G (Hg.). Outsourcing und Facility Management im Krankenhaus. Strategien, Entscheidungstechniken, Vorgehensweisen. Mit Fallbeispielen aus der Praxis. Wien/Frankfurt: Wirtschaftsverlag Carl Ueberreuter, 103–116.

Heinz T (2008). Was ist Facility Management? Versuch einer Definition. In: Feyerabend F-K, Grabatin G (Hg.). Facility Management. Praxisorientierte Einführung und aktuelle Entwicklungen. 4. Auflage. Sternenfels: Verlag Wissenschaft und Praxis, 19–38.

Internationales Institut für Facility Management Oberhausen (2000). Facility Management: Eine Wissenschaft für sich. Studiengang zum Bachelor of Facility Management. Krankenhaus Umschau 12/2000, 1146–1147.

Karger H-U (2000). Den Nutzwert steigern. Facility Management ist mehr als in Stand halten und verwalten. Krankenhaus Umschau 12/2000, 1138–1143.

Mohrmann M (2007). Facility Management mithilfe der Balanced Scorecard neu denken. Norderstedt: Books on Demand.

Renner G, Reisinger G, Linzatti R (2001). Outsourcing: Formen, Ziele, Bereiche, Entwicklungstendenzen, Chancen und Risiken. In: Frosch E, Hartinger G, Renner G (Hg.). Outsourcing und Facility Management im Krankenhaus. Strategien, Entscheidungstechniken, Vorgehensweisen. Mit Fallbeispielen aus der Praxis. Wien/Frankfurt: Wirtschaftsverlag Carl Ueberreuter, 17–71.

Renner G (2001). Entscheidungskriterien und -techniken bei Outsourcing. In: Frosch E, Hartinger G, Renner G (Hg.). Outsourcing und Facility Management im Krankenhaus. Strategien, Entscheidungstechniken, Vorgehensweisen. Mit Fallbeispielen aus der Praxis. Wien/Frankfurt: Wirtschaftsverlag Carl Ueberreuter, 73–101.

Rühle J, Amelung C-C (2000). Facility Management im Krankenhaus. People make it happen. führen und wirtschaften im Krankenhaus (Bibliomed). 17. Jahrgang, Heft 5/2000, 486–491.

Schwan S (2000). Konsequentes Energiemanagement senkt Kosten. Facility Management-Projekte im Krankenhaus: Fehlinvestitionen vermeiden. Krankenhaus Umschau 12/2000, 1144–1147.

Statistisches Bundesamt (2007). Krankenhausstatistik. Grunddaten. Gesundheitsberichterstattung des Bundes. Dokumentationsstand: 27.08.2007. Bonn: Statistisches Bundesamt.

Sudhop C (2000). Outsourcing darf kein Glücksspiel sein. Einsparpotenziale durch professionelle Gebäudebewirtschaftung. Krankenhaus Umschau 12/2000, 1154–1156.

Zahn P (2007). Kapitel 5: Gebäudemanagement. In: Braun H-P (Hg.). Facility Management. Erfolg in der Immobilienbewirtschaftung. 5., neu bearbeitete Auflage. Berlin/Heidelberg/New York: Springer-Verlag, 75–98.

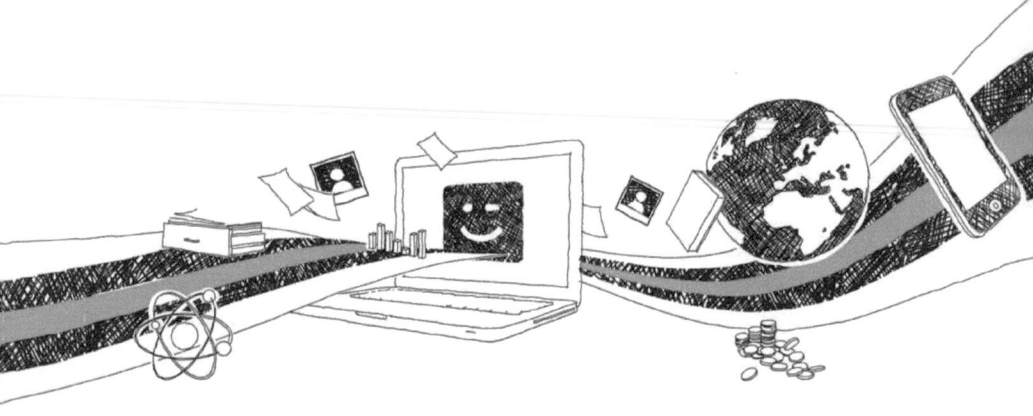
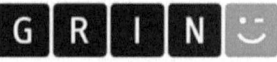